AF339206

GUIDE PRATIQUE

D'OPHTALMOSCOPIE

A L'USAGE DE MM. LES OFFICIERS ACHETEURS

Par le Lieutenant CARRÈRE

CHEVALIER DE LA LÉGION D'HONNEUR

9ᵉ Régiment de Chasseurs

AUCH

IMPRIMERIE ET LITHOGRAPHIE TH. BOUQUET

A mon Frère.

Une méthode ne vaut que d'après l'application judicieuse qui en est faite.

Tu es le créateur de celle-ci; j'ai tout fait pour la bien appliquer.

La conférence que j'ai eu l'honneur de faire à Paris, sur ce sujet, prouve que j'ai réussi à l'importer dans un service appelé à en retirer les plus grands avantages. Elle a eu aussi pour effet de donner à la question « examen des yeux » un regain d'actualité qui contribuera, je l'espère, à combler une lacune regrettable, autant que préjudiciable, dans les achats.

Ce petit guide n'est qu'un « vade mecum », dans lequel je me suis placé exclusivement au point de vue acheteur; je suis heureux de t'en faire hommage.

Je me suis décidé à l'écrire, persuadé que, dans une mission aussi importante que celle des achats, on ne saurait posséder trop de connaissances pour la bien remplir.

La responsabilité, je l'aime complète, et, s'il était possible, bien plus entière encore lorsque les intérêts de l'Eleveur et de l'Etat se trouvent en jeu.

J. C.

GUIDE PRATIQUE

D'OPHTALMOSCOPIE

A L'USAGE DE MM. LES OFFICIERS-ACHETEURS

Jusqu'à ce jour, les différents Membres des Comités d'achats se sont trouvés dans l'impossibilité de se rendre compte des diverses lésions de l'œil du cheval qu'ils achètent, faute d'avoir à leur disposition un moyen pratique d'exploration et d'éclairage.

Ils ont, par suite, été dans l'obligation de laisser l'entière responsabilité des vices de vision aux Vétérinaires des dépôts qui, eux-mêmes, n'avaient à leur disposition que des moyens d'une application difficile et peu pratique : *Chambre noire et éclairage artificiel.*

Il résultait de cet état de choses les graves inconvénients suivants :

1° Souvent, les propriétaires étaient obligés de venir reprendre aux dépôts les chevaux vendus par eux, ayant, par le fait de la rédhibition, à débourser les frais onéreux de voyage aller et retour pour eux et leurs animaux, et les frais de nourriture (2 fr. par jour) pendant le séjour plus ou moins long de leurs chevaux aux dépôts;

2° Un certain nombre de chevaux, achetés fluxionnaires, étaient ensuite conservés définitivement par les dépôts, parce qu'il ne se produisait pas chez eux d'accès de fluxion pendant le délai légal de trente jours. (Ce délai est reconnu aujourd'hui absolument illusoire.);

3° Quelques chevaux atteints soit de rétino-choroïdite, soit de papillite plus ou moins en voie de formation, étaient envoyés dans les régiments où, par suite de ces

peu d'ombre, produiront à la rigueur assez d'obscurité pour permettre l'examen ophtalmoscopique.

» Quoiqu'il en soit, l'éclairage sera d'autant plus intense que l'œil à examiner aura été placé dans un milieu se rapprochant le plus de la chambre noire.

» 2° POSITION DU CHEVAL. — Supposons le cheval dans son écurie. Le placer auprès de la porte, la tête dirigée parallèlement au seuil, de telle sorte que l'œil à examiner soit en dedans de l'écurie et dans une obscurité relative; l'aide, qui tient le cheval, ferme l'œil exposé à la lumière. On peut aussi se mettre en dedans de l'écurie, en face d'une croisée, si celle-ci est plus élevée que la tête du cheval.

» On fait suffisamment baisser la tête du cheval, de façon à avoir son œil à hauteur de celui de l'observateur.

» 3° POSITION DE L'OBSERVATEUR. — Se placer en face et légèrement en avant de l'œil du cheval et le plus près possible (30 centimètres suffisent, 10 à 5 centimètres permettent de mieux voir).

» Prendre le miroir de la main droite, l'appliquer devant l'œil droit en l'appuyant sur le bord supérieur de l'arcade sourcilière. A l'aide de légers mouvements de la tête ou du miroir, chercher à diriger la lumière venant du dehors sur l'œil à examiner et l'y maintenir.

» Eviter de projeter dans l'œil la lumière solaire qui, par son intensité, produirait une contraction telle de la pupille que l'examen deviendrait presque impossible. »

CARRÈRE, vétérinaire en 1er,

Ceci dit, qu'il me soit permis de rappeler les organes essentiels de l'œil.

Coupe théorique d'un œil normal de cheval

Fig. 2.

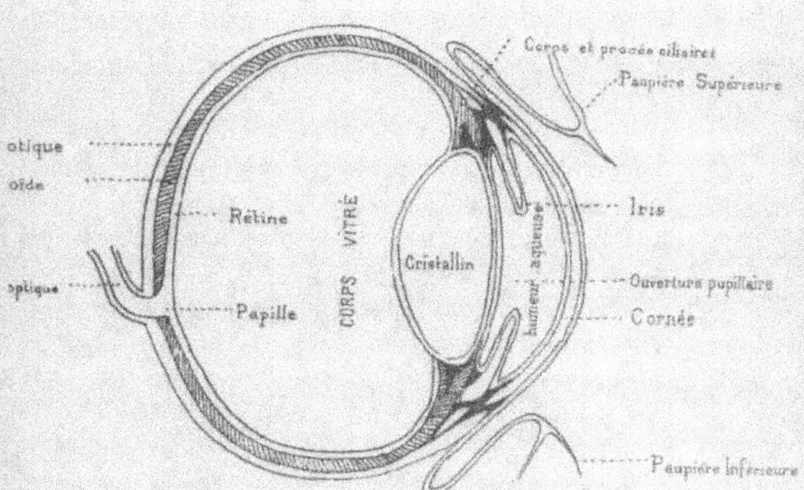

Ce que l'on voit à l'Ophtalmoscope dans un Œil sain.

Dans un œil sain, les rayons lumineux, envoyés à l'aide de l'ophtalmoscope, traversent la cornée, l'humeur aqueuse, passent par la pupille, traversent l'humeur aqueuse de la 2ᵉ chambre antérieure, puis le cristallin, le corps vitré et sont photographiés par la rétine qui transmet leur image par la papille au nerf optique et au cerveau.

Pour que cette marche des rayons puisse avoir cette succession, il faut évidemment qu'aucune membrane ni aucun milieu opaque ne vienne s'opposer à leur marche.

S'il en est ainsi, le fond de l'œil sera vu de la façon suivante (fig. 3) :

« A. — Le tapis clair est vert, à fond parsemé de points bleu foncé, séparés par des intervalles jaunes plus ou moins clairs.

» B. — Le tapis sombre est bleu foncé parsemé de taches plus ou moins noirâtres.

» C. — La papille est dans le tapis sombre; elle affecte généralement la forme ovalaire à diamètre horizontal; quelquefois elle est ronde sans que chez ces sujets on remarque des troubles de la vision.

» ASPECT. — On peut établir trois zones :

« 1° La zone centrale blanchâtre avec un point rouge presque en son milieu;

» 2° La partie moyenne périphérique blanc rosé, parsemée de fins capillaires qui s'irradient sous la forme d'un fin duvet rosé limité par un cercle rouge;

» 3° Enfin, un cercle blanchâtre formant la périphérie.

» CONTOURS. — Ses contours sont bien délimités; on remarque le plus souvent une échancrure au milieu du pourtour inférieur.

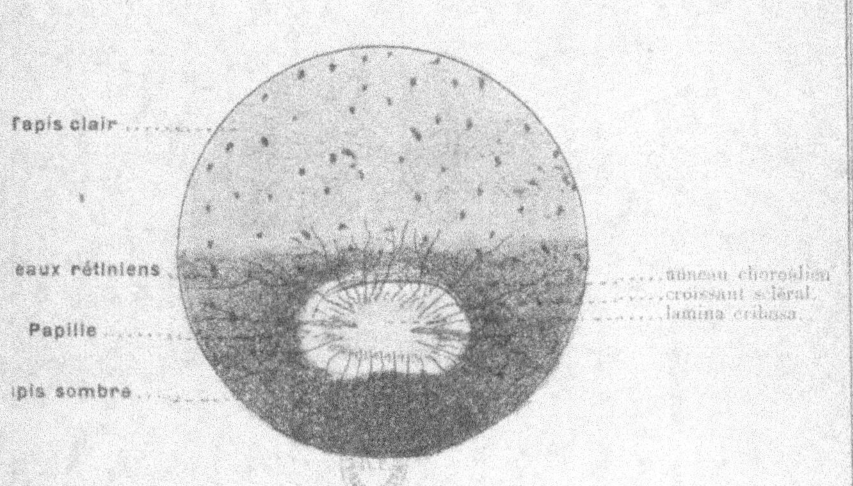

Schéma ou Image du **fond de l'œil** sain vu de face, à l'aide de
l'Ophtalmoscope, chez le cheval.

succession, il faut évidemment qu'aucune membrane ni
aucun milieu opaque ne vienne s'opposer à leur marche

succession, il faut évidemment qu'aucune membrane ni
aucun milieu opaque ne vienne s'opposer à leur marche

» D. — Les vaisseaux rétiniens partant de la partie moyenne de la papille et s'irradiant en tous sens. »

CANNÈRE, *vétérinaire en 1er*.

Voilà ce que l'ophtalmoscope, *avec la simple lumière du jour*, permet de voir et voilà aussi le tableau que chaque acheteur devra chercher à découvrir. Alors, et seulement alors, il pourra se dire : *l'œil est sain.*

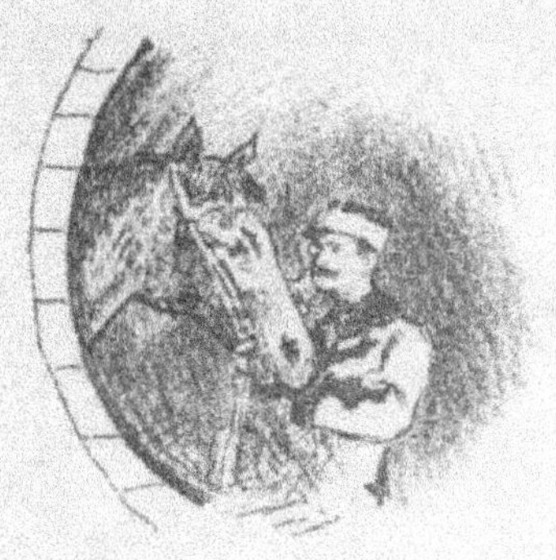

DEUXIÈME PARTIE

Lésions de l'œil, visibles seulement à l'Ophtalmoscope, qui doivent entrainer le refus
des Animaux présentés aux Comités
d'achats.

Nous examinerons successivement :

1° Dans l'Iris, — l'Iritis ou Fluxion périodique ;
2° Dans le Cristallin, — la Cataracte ;
3° Dans le Corps vitré, — les Corps flottants ;
4° Dans la Choroïde, — la Choroïdite ;
5° Dans la Rétine, — la Rétinite ;
6° Dans la Papille, — la Papillite.

1° IRITIS OU FLUXION PÉRIODIQUE

L'Iritis est une inflammation de la membrane de
l'Iris qui, pendant l'évolution de la maladie, arrive à
avoir des adhérences avec le cristallin. Par la suite, ces
adhérences nuisent aux fonctions du cristallin ; petit à
petit il s'atrophie, se décolore et devient opaque.

Ces adhérences se nomment des *Synéchies postérieures*.

Il est admis, sans conteste, que *toute trace de synéchies postérieures est la preuve irrécusable qu'il y a
eu et qu'il y aura, probablement encore, fluxion
périodique*. C'est donc à déterminer ces synéchies que
l'on doit s'appliquer.

Pour y arriver, il suffit d'examiner l'œil du cheval
dans un milieu obscur où la pupille tend à arriver à son
maximum de dilatation ; alors on aperçoit la pupille
primitivement ovalaire affecter, suivant le cas, des
formes qui peuvent varier à l'infini, mais dont les prin-

cipaux types sont sensiblement les suivants : figure 4, 5, 6 et 7.

Nota. — Dans l'examen du pourtour de la pupille, il faut bien se garder de confondre les grains de suie que l'on remarque à la partie supérieure de la pupille normale, ainsi que parfois quelques dentelures dans la partie inférieure, avec des synéchies.

Les grains de suie et ces petites dentelures sont normaux, les synéchies sont accidentelles. Du reste, les grains de suie affectent généralement la forme arrondie ; ils sont, en effet, la conséquence d'une poussée de l'uvée qui fait hernie sur le champ pupillaire ; par leur poids, ils tendent à se rapprocher du bord inférieur pupillaire et même, quelquefois, ils arrivent à diviser cette ouverture en deux parties ; les synéchies, au contraire, sont filiformes et sont des déchirures que l'iris s'est faites en s'efforçant de se dilater pour augmenter son champ pupillaire, alors que ses adhérences au cristallin (synéchies) lui défendaient cette dilatation, sous peine de déchirures.

Pour mieux dilater la pupille et par suite pour mieux déterminer les synéchies, il suffit de faire couler sur la cornée de l'œil à examiner une solution de : atropine, 1 gramme ; acide borique, 3 grammes ; eau distillée, 100 grammes : 5 ou 6 gouttes.

L'œil devra être examiné, dans ce cas, une heure après l'instillation.

Afin de mieux fixer les idées, je montrerai deux cas que j'ai pu observer (fig. 8) :

1er Cas. — Cet œil a été examiné huit jours après la fin d'un accès de fluxion ; l'ophtalmoscope m'a permis de voir :

1° Des adhérences de l'iris avec le cristallin (synéchies), principalement à la partie inférieure ;

2° La partie inférieure de l'iris était un peu convexe, c'est-à-dire refoulée en avant ;

ŒIL Vu de face

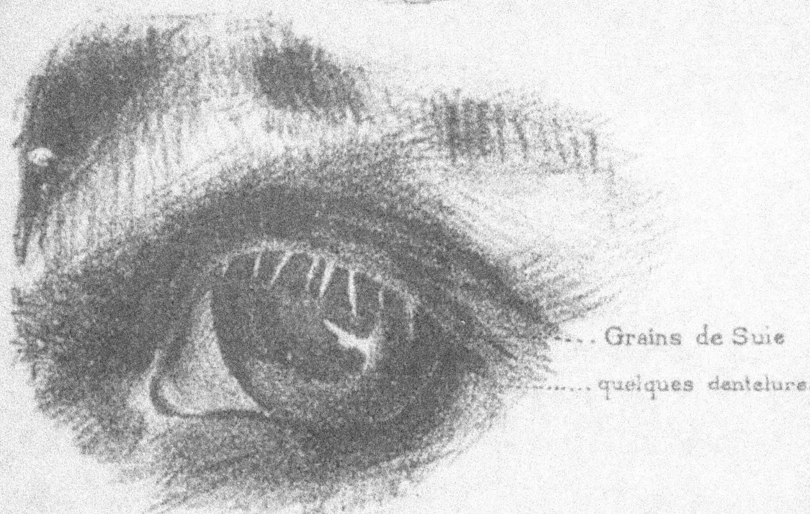

Figure. 4. Forme normale

Figure 5. La pupille affecte la forme d'une gourde

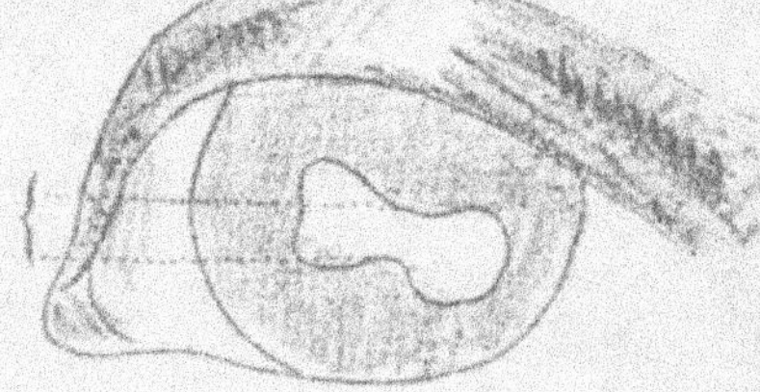

Figure. 6. Forme déchiquetée de la pupille

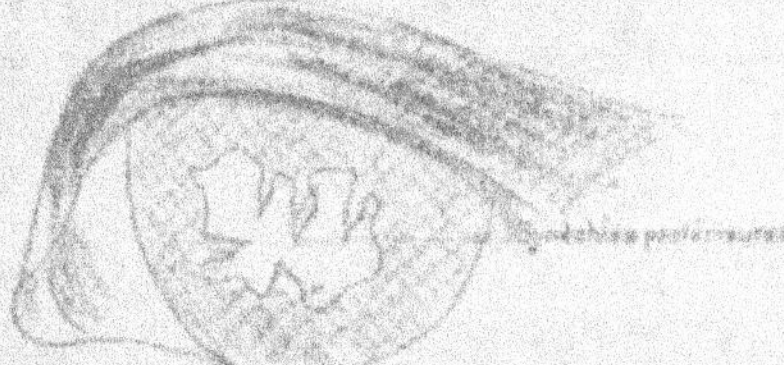

Figure 7. Forme déchiquetée. Certaines adhérences primitives ont été rompues par la dilatation de l'Iris et quelques points noirs demeurent seuls collés sur le cristallin

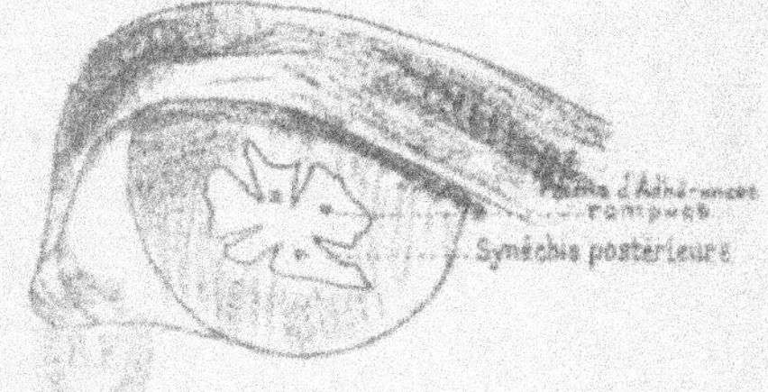

Fig. 8.

Coupe

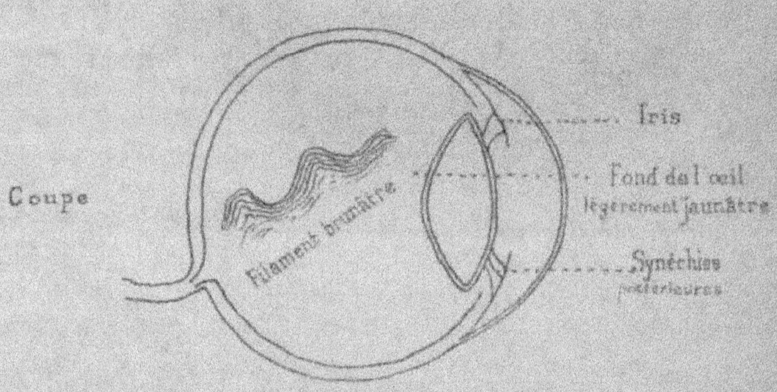

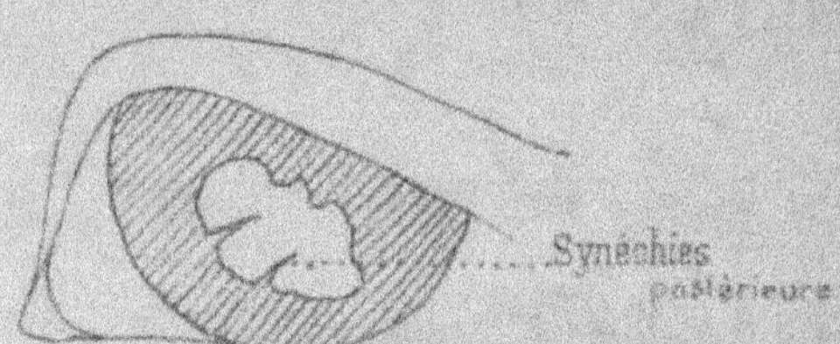

Le même vu de face

3° L'iris avait une teinte un peu rosée qui indiquait bien son état inflammatoire ;

4° Le fond de l'œil paraissait trouble et légèrement jaunâtre ;

5° Dans le corps vitré flottait une sorte de filament légèrement brunâtre.

Extérieurement et à l'œil nu, on ne remarquait que des dépilations légères à l'angle nasal de la paupière.

2° CAS (fig. 9). — Cet œil est complètement perdu ; le cheval est borgne, et cependant rien à l'œil nu ne permettrait de le supposer.

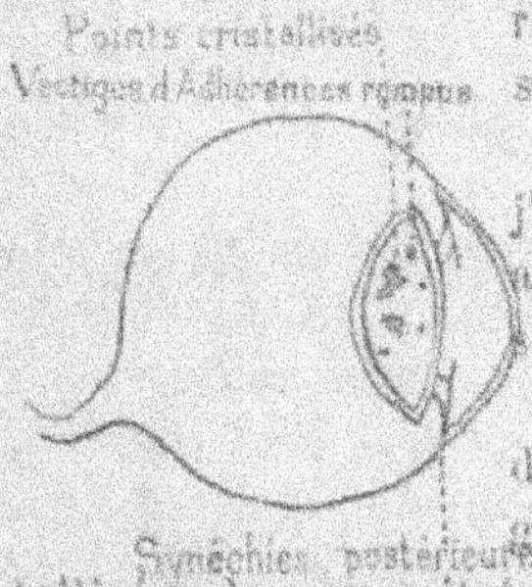

A l'examen ophtalmoscopique, j'aperçois une série de synéchies avec quelques points noirs isolés sur le cristallin.

Le cristallin est trouble ; on voit dans son épaisseur de petites agglomérations qui semblent cristallisées, le corps vitré est très flou et il est en somme impossible d'éclairer le fond de l'œil, même la teinte rosée de la papille ne peut être distinguée.

Ces deux exemples prouvent que, sans le secours de l'ophtalmoscope, des acheteurs auraient très bien pu acheter ces deux chevaux borgnes, les membranes et les milieux paraissaient à l'œil nu absolument limpides et rien ne faisait présager une telle altération.

2° CATARACTE

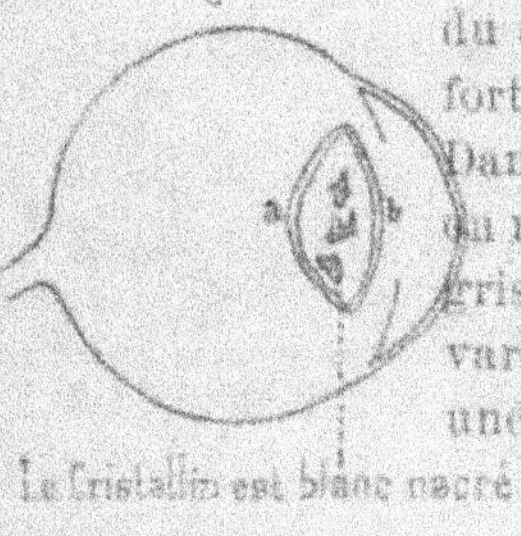

La cataracte consiste dans l'opacité du cristallin. L'opacité est d'autant plus forte que la cataracte est plus ancienne. Dans les débuts et à l'ophtalmoscope, on remarque de petites taches blanches, grisâtres ou jaunâtres, de dimensions variées et diversement configurées, les unes linéaires, striées, les autres étoilées, circulaires, etc.; embrassant une partie ou la totalité du cristallin (1).

La teinte blanchâtre nacrée est le signe de la cataracte ancienne et par conséquent de la cécité complète (fig. 10).

3° CORPS FLOTTANTS

Dans le corps vitré, on remarque parfois des corps flottants auxquels on a donné, suivant leur grosseur, les noms de *mouches volantes*, de *flocons* et de *filaments*.

Il est à remarquer que ces vestiges se rencontrent presque toujours dans un œil qui a eu plusieurs accès de fluxions. Si avec les synéchies postérieures on constate leur présence, on a la double certitude d'un passé fluxionnaire.

J'ai rencontré des filaments libres seulement par une extrémité, comme d'autres où aucun point d'adhérence n'existait. Leur couleur est généralement rougeâtre ou brunâtre. Quant à la *rapidité de leur déplacement*, aussi bien que celle des mouches volantes et des flocons, elle est en *raison directe de la gravité de l'affection*.

4° CHOROÏDITE

La choroïde est une membrane très mince étalée sur la face interne de la sclérotique dont elle répète la forme générale. Elle transforme le globe oculaire en véritable chambre noire.

Sa couleur est celle que nous avons indiquée dans le fond de l'œil normal : noire brune dans la partie du fond de l'œil, elle forme ce que nous avons appelé le tapis sombre; bleu verdâtre, puis bleu azuré, elle forme plus haut ce que nous avons appelé le tapis clair. On donne le nom de Choroïdite à une inflammation de la choroïde (fig. 11, 12 et 13).

La choroïdite *atrophique* est facile à reconnaître : elle se montre sous l'aspect de plaques blanc bleuâtre,

---

(1) Si le point cataracté se trouve sur la cristalloïde interne a, il se déplace en sens inverse des mouvements de l'œil; s'il est dans le cristallin, il est fixe; s'il se trouve sur la cristalloïde externe b, il se déplace dans le même sens que l'œil.

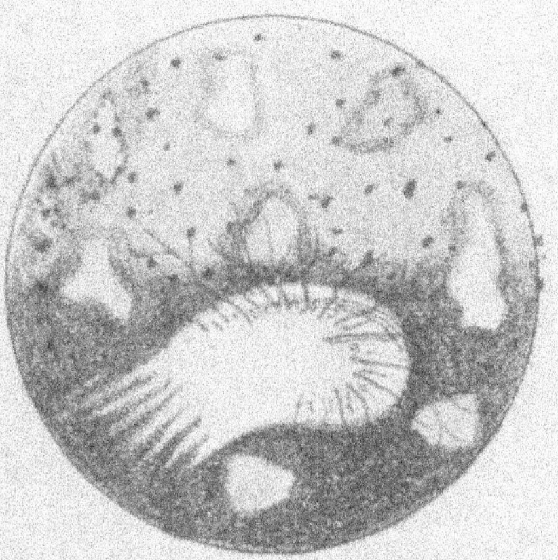

Fig. 11. — **Choroïdite exsudative.** — À gauche de la papille on remarque des *fibres à myéline* : c'est une anomalie congénitale.

Fig. 12.

Fig. 13.

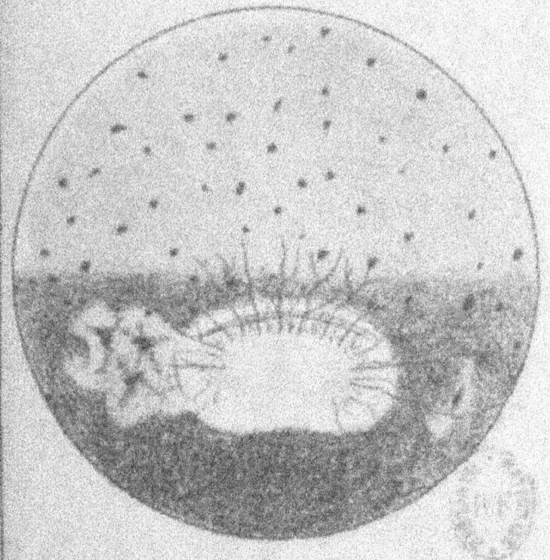

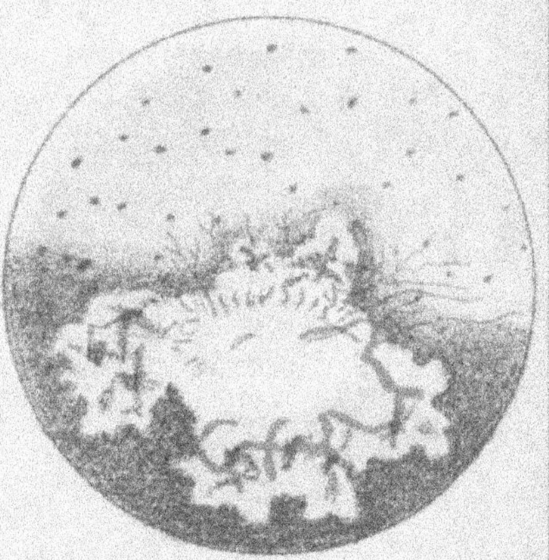

Choroïdite atrophique à gauche de la papille et débute à droite. — Par la suite, elle est devenue péri-papillaire.

Choroïdite atrophique péri-papillaire. — En bas de la papille, on aperçoit quelques vaisseaux choroïdiens. — Tapis clair à fond jaunâtre.

rougeâtre, ou blanc jaunâtre délimitées, avec point noir au centre, *elle est incurable*.

J'ai monté une jument de pur sang atteinte de choroïdite *exsudative*; sans cause apparente et par un écart violent et irraisonné, elle se jetait dans les fossés ou sur un obstacle quelconque dès qu'elle apercevait certains objets.

La choroïdite est fréquente chez le cheval et, d'une façon générale, je dois dire que les sujets qui en sont atteints ne sont pas *tous* peureux, au moins d'une façon exagérée.

Il est à remarquer que la teinte bleuâtre du fond de certaines choroïdites est celle que l'on trouve chez les chevaux qui sont le moins impressionnés; au contraire, si le fond de la choroïdite est rougeâtre, l'impressionnabilité devient plus grande (1).

De plus, tel cheval atteint de choroïdite ne manifestera aucun symptôme de peur par un temps sombre; il deviendra, au contraire, très impressionnable par une belle journée où le soleil ne ménage pas ses rayons.

Le siège de la choroïdite atrophique semble de préférence être dans le voisinage de la papille, et il n'est pas rare de voir cette affection devenir péri-papillaire; aussi, l'anneau choroïdien disparaît souvent par fractions ou en totalité. Il est donc permis de se demander si ces plaques, qui vont toujours en s'agrandissant, n'auront pas, par la suite, une répercussion pernicieuse sur la papille. À d'autres plus compétents le soin d'éclairer cette question! Pour le moment, toujours au point de vue « acheteur », — « cela ne me dit rien qui vaille... » et me portera à être moins tolérant dans l'examen du cheval présenté.

(1) Dans ce dernier cas, ne pas confondre l'affection avec une dépigmentation de la choroïde qui, en mettant à nu les vaisseaux choroïdiens, donne au fond de l'œil un aspect bizarre et constitue une simple anomalie.

5° RÉTINITE

La rétine est l'expansion terminale du nerf optique ; c'est une membrane très mince, transparente, qui s'étale à la face interne de la choroïde.

A la suite de choroïdite, il peut se produire de la rétinite, qui se manifeste soit par des adhérences de la choroïde avec la rétine, soit des décollements, quelquefois aussi des tumeurs (fig. 14 et 15).

6° PAPILLITE

La papille est la saillie que forme le nerf optique au point où il s'épanouit.

A l'état normal, la papille semble rosée ; dès qu'il y a atrophie, la papille prend progressivement une teinte blanc nacré et les vaisseaux rétiniens, qui s'irradiaient dans tous les sens, disparaissent et ne se montrent plus qu'à l'état de vestiges : *il y a papillite, il y a cécité* (fig. 16).

RÉTINITES

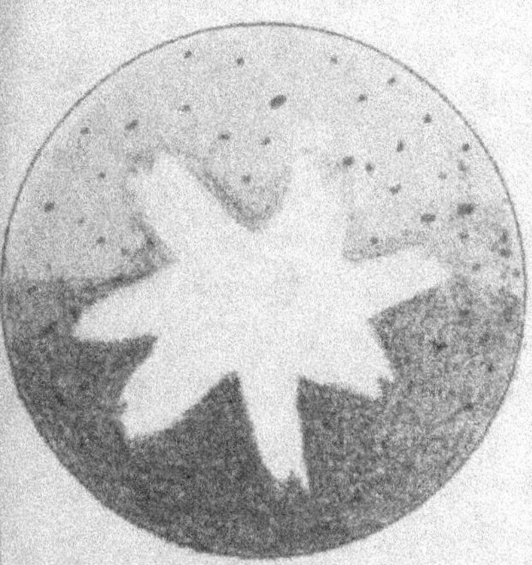

Fig. 14. — Décollement rétinien.

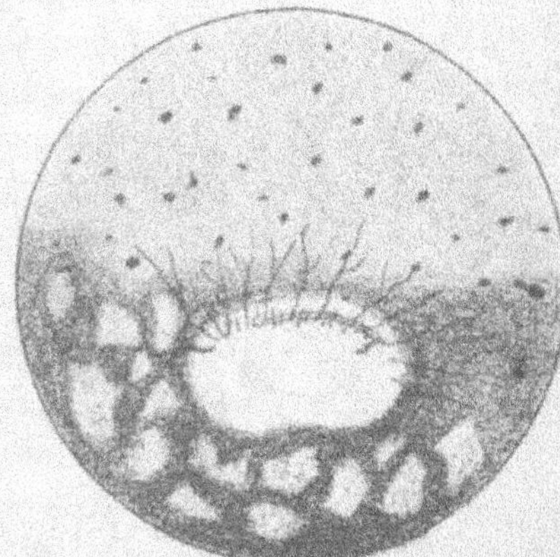

Fig. 15. — **Rétinite** avec demi-atrophie de la papille. — Tapis clair à fond bleuâtre.

PAPILLITE

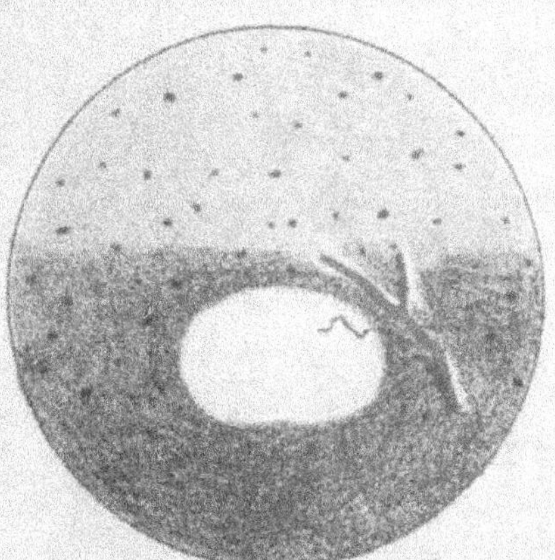

Fig. 16. — **Atrophie complète de la Papille.**

Un vaisseau choroïdien apparaît au-dessus de la papille. — Tapis clair multicolore.

— Les tapis clairs varient beaucoup dans leur coloration, sans que pour cela ils cessent d'être normaux.

IMP. TH. BOUQUET, ABOT.

TROISIÈME PARTIE

De la Réfraction.

Dans cette étude, pour ne point me départir de la concision jusqu'ici adoptée, je ne chercherai qu'à indiquer *les moyens* de reconnaitre les différents états de réfraction de l'œil, sans trop en expliquer *le pourquoi*.

Un œil peut être *emmétrope* (mesure exacte)

ou *amétrope* (hors la mesure).

Dans cette dernière catégorie, on distingue :

L'œil *myope*,

L'œil *hypermétrope*,

L'œil *astigmate*.

Le *punctum-remotum* ou *remotum* est le point le plus éloigné où l'œil peut voir distinctement.

Dans l'emmétropie, il se trouve placé à *l'infini* (*un objet est dit placé à l'infini lorsqu'il se trouve à une distance de 5 mètres*).

Dans la myopie, il est situé en avant de l'œil, à une distance finie; il est de plus réel.

Dans l'hypermétropie, il est situé en arrière de l'œil, à une distance finie; il est de plus virtuel.

Ce qui revient à dire que :

L'œil *emmétrope* est celui qui voit distinctement aux distances normales. — Son foyer postérieur F est sur la rétine.

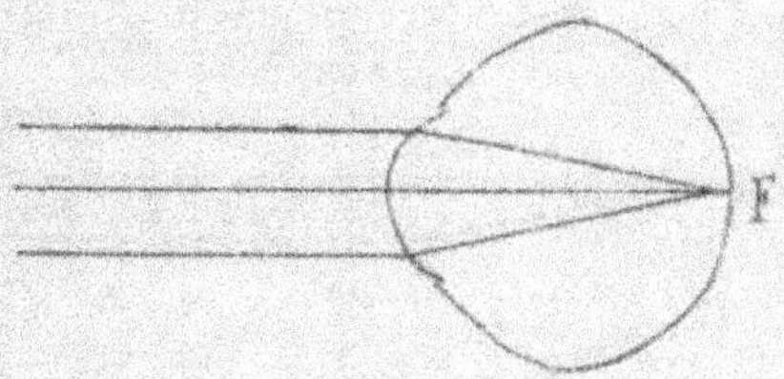

L'œil *myope* est celui qui ne voit distinctement qu'à partir d'une distance finie, variant avec le degré de l'amétropie. — Son foyer postérieur F' est en avant de la rétine.

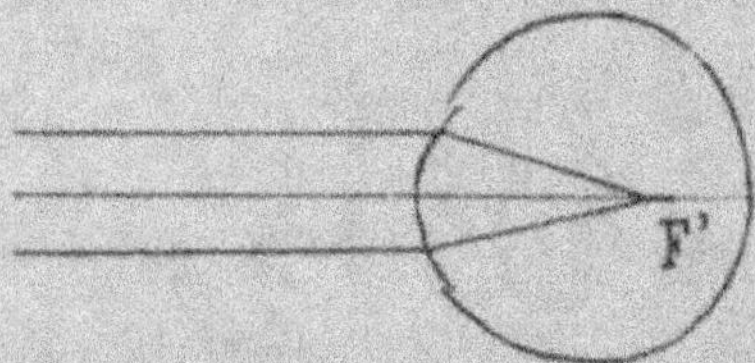

L'œil *hypermétrope* est celui qui n'a *jamais* devant lui une image nette; plus cette image se rapproche, plus elle devient confuse, puisque son foyer postérieur sera porté encore au-delà de F". Il n'y a que les rayons convergents qui puissent aller se former sur la rétine; or, ces rayons n'existent pas dans la nature. Son foyer postérieur F" est en arrière de la rétine.

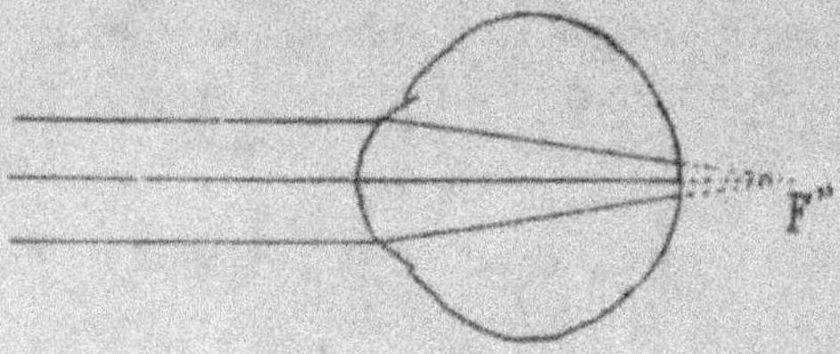

L'œil *astigmate* est celui qui est emmétrope, par exemple, suivant le diamètre vertical, myope ou hypermétrope suivant le diamètre horizontal, ou *vice versa*.

On appelle *dioptrie* le pouvoir réfringent de la lentille dont le foyer est placé à 1 mètre ou 100 centimètres. On dit qu'un œil est myope ou hypermétrope de :

1 — 2 — 3 — 4 dioptries, lorsque son remotum est situé

à $\frac{100}{1}$ $\frac{100}{2}$ $\frac{100}{3}$ $\frac{100}{4}$ etc..., c'est-à-dire à

1ᵐ 0ᵐ50 0ᵐ33 0ᵐ25.

Rétinoskiascopie.

Le nom de Rétinoskiascopie a été donné par le docteur Ziéminski à une méthode d'observation du docteur Cugnet, basée sur les variations de forme, d'aspect et de situation que présentent les ombres et les reflets vus sur le disque pupillaire quand on imprime au miroir des mouvements.

ÉTAT DE LA RÉFRACTION STATIQUE. — Si, placé à un mètre environ de l'œil éclairé et fixant le disque intra-pupillaire, l'observateur imprime au miroir de légers mouvements de rotation, il déplace nécessairement le cône lumineux réfléchi par le miroir. Ce cône, qui se peint sur l'orbite du cheval par un cercle lumineux, se déplace latéralement. Le cercle d'éclairage marche de gauche à droite ou de droite à gauche suivant le sens du mouvement de rotation du miroir.

Si, pendant ces mouvements, l'observateur examine le disque intra-pupillaire, il voit, à un certain moment, une ombre noire apparaître sur un des bords latéraux de ce disque et progresser dans un sens ou dans l'autre suivant son lieu de départ. La partie obscure du disque pupillaire marque le côté d'où vient l'ombre; la partie éclairée montre le côté où elle va.

Ainsi, deux phénomènes à constater :

1° *Sens du déplacement du miroir, ou marche du cercle d'éclairage sur l'orbite;*

2° *Sens du déplacement ou marche de l'ombre sur le disque intra-pupillaire éclairé.*

Ces deux phénomènes simultanés ne se présentent que dans deux conditions :

1° *Le cercle d'éclairage et l'ombre pupillaire marchent dans le même sens,* marche directe, ombre directe (fig. 1);

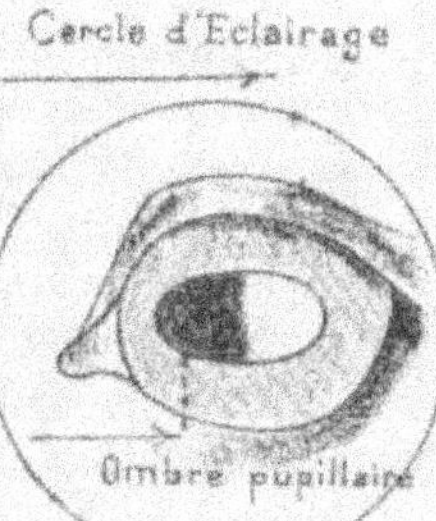

2° *Le cercle d'éclairage et l'ombre pupillaire marchent en sens opposé,* marche inverse, ombre inverse (fig. 2).

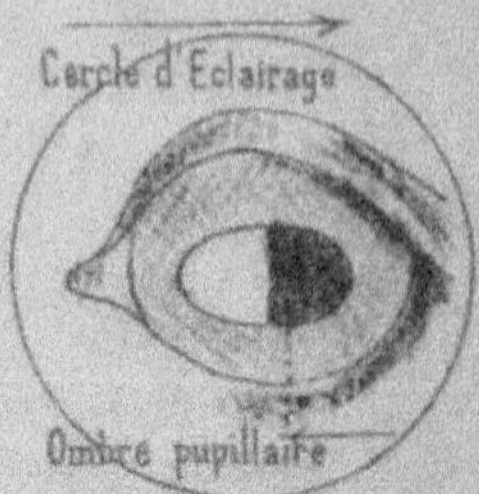

Rétinoskiascopie avec le Miroir concave.

Le miroir concave projette sur l'œil du cheval un cône lumineux formé de rayons convergents, tant que la source lumineuse en est plus éloignée que sa distance focale.

L'examen devant se faire à 1^m20, 1 mètre ou au moins à 60 centimètres, ces rayons convergent, s'entrecroisent, avant de pénétrer dans l'œil.

Si on imprime au miroir des mouvements *lents* et *légers* de rotation, on constatera que dans :

1° L'EMMÉTROPIE. — *L'ombre est inverse, la partie éclairée de la pupille brille d'un vif éclat, l'ombre est peu intense, bien délimitée.*

2° L'HYPERMÉTROPIE. — *L'ombre est encore inverse elle est d'autant plus intense, d'autant plus nette, que l'amétropie est plus forte.*

3° LA MYOPIE. — Les phénomènes varient avec la situation du miroir et par conséquent de l'observateur, par rapport au remotum de l'œil observé :

1° Si le miroir est *au-delà* du remotum, l'ombre est *directe* ;

2° Si le miroir est au remotum, *pas d'ombre nette* ;

3° Si le miroir est *en deça* du remotum, l'ombre est *inverse*, mais peu intense.

Par la pratique, on arrive à distinguer le point de passage de l'ombre directe à l'ombre inverse, c'est-à-dire le remotum. Dès que l'on est à ce point, il suffit de remarquer *la distance qui le sépare de l'œil observé pour connaître le degré de myopie.*

4° L'ASTIGMATISME. — L'ombre est inverse dans un des diamètres, directe dans l'autre, ou bien inverse dans les deux, un verre de + une dioptrie changeant la marche de l'ombre dans un des diamètres : ce qui constitue l'astigmatisme de myopie dans le premier cas et l'astigmatisme d'hypermétropie dans l'autre.

DISTINCTION DE l'EMMÉTROPIE D'AVEC l'HYPERMÉPROPIE

Dans ces deux cas, l'ombre ayant même marche, il est nécessaire d'avoir recours à un artifice pour différencier ces deux états. Si l'on place devant l'œil observé un verre convexe de une dioptrie, on le rend myope de une dioptrie; l'ombre est-elle devenue directe (l'observateur placé à 1 mètre), l'émmétropie est démontrée; reste-t-elle inverse, il s'agit d'une hypermétropie.

DÉTERMINATION DU DEGRÉ D'AMÉTROPIE

D'une manière générale, l'intensité de l'ombre, sa forme en croissant et le peu d'éclat de la partie éclairée indiquent un degré élevé d'amétropie.

Hypermétropie. — En faisant passer successivement devant l'œil la série des verres *convexes*, la lentille qui change l'ombre inverse en une ombre directe, donne à une dioptrie près le degré de l'hypermétropie.

Exemple : Si cette lentille est marquée + 3, l'œil sera hypermétrope de 2 dioptries.

Myopie. — De la même façon avec des verres *concaves*, le verre le plus faible qui change l'ombre directe en une ombre inverse, donne à une dioptrie près le degré de myopie.

Exemple : Si cette lentille est marquée — 3, l'œil sera myope de 4 dioptries.

Il est à remarquer que, *pour cet état*, il n'est pas indispensable d'avoir recours aux verres correcteurs ; *il suffira de tenir compte, comme il a été dit plus haut, de la distance qui sépare le remotum de l'œil examiné.* Si cette distance est de 0m50, le cheval sera myope de 2 dyoptries ; si elle est de 0m33, il le sera de 3 dioptries, etc...

Pratiquement et au point de vue achat, ce sera dans le faible éclat de la partie éclairée, dans l'intensité de l'ombre et dans sa forme en croissant que devront s'appuyer les causes du refus.

Dans tous les cas, pour le myope, si l'ombre reste directe à 30 centimètres de l'œil observé, le refus, comme cheval de selle, doit s'imposer ; les rares hypermétropes de 3 dioptries et les astigmates à un de ces degrés élevés doivent subir le même sort.

Nota. — Il est à remarquer que les manifestations de la peur sont surtout intenses dans l'astigmatisme.

EN RÉSUMÉ

Les lésions de l'œil et les vices de réfraction qui doivent entraîner le refus des animaux présentés aux achats sont :

1° *Pour le Cheval de selle :*

a — Les synéchies postérieures et les points d'adhérence rompus qui sont la preuve d'une iritis ancienne sujette à récidiver.

b — Les points cataractés du cristallin : ils peuvent être considérés comme le début de la cataracte.

c — Les corps flottants dans le vitré.

d — Les rétinites.

e — La choroïdite péri-papillaire à fond rougeâtre, lorsqu'elle est accompagnée de corps flottants ou d'un vice de réfraction.

f — La papillite même incomplète.

g — La myopie à 30 centimètres, c'est-à-dire de plus de 3 dioptries.

h — L'hypermétropie de 3 dioptries.

i — L'astigmatisme dès qu'il atteint 2 dioptries, s'il est de myopie et, quel que soit son degré, s'il est d'hypermétropie.

2° *Pour le Cheval de trait :*

Sauf les vices de réfraction, dont les inconvénients sont bien amoindris par le mode d'utilisation, les mêmes *lésions* doivent entraîner le refus, car elles tendent toutes à la *perte de fonction* de l'œil qui en est atteint

3° *Pour l'Étalon :*

Les *vices de réfraction* et les *lésions* ayant en général pour cause la *prédisposition de l'organe* et, par conséquent, étant *héréditaires*, on devra éliminer de la reproduction tout étalon qui en serait affecté.

Mai, 1898.

Lieutenant CARRÈRE,

CHEVALIER DE LA LÉGION D'HONNEUR,

Acheteur temporaire au Dépôt de remonte de Tarbec

41

www.ingramcontent.com/pod-product-compliance
Lightning Source LLC
LaVergne TN
LVHW021053050726
842519LV00003B/1136